JONAS C. LINDNER

Ich wollte dir noch etwas sagen...

Tröstende Worte und Gedanken

W0409051

MAGDALENEN-VERLAG CLEMENT KOPP OHG

WORTE

Ich wollte dir noch etwas sagen,
doch nun bist du schon gegangen.

So plötzlich, so unerwartet.

Ich hatte dir noch so vieles
von mir zu erzählen.

Wo bist du?

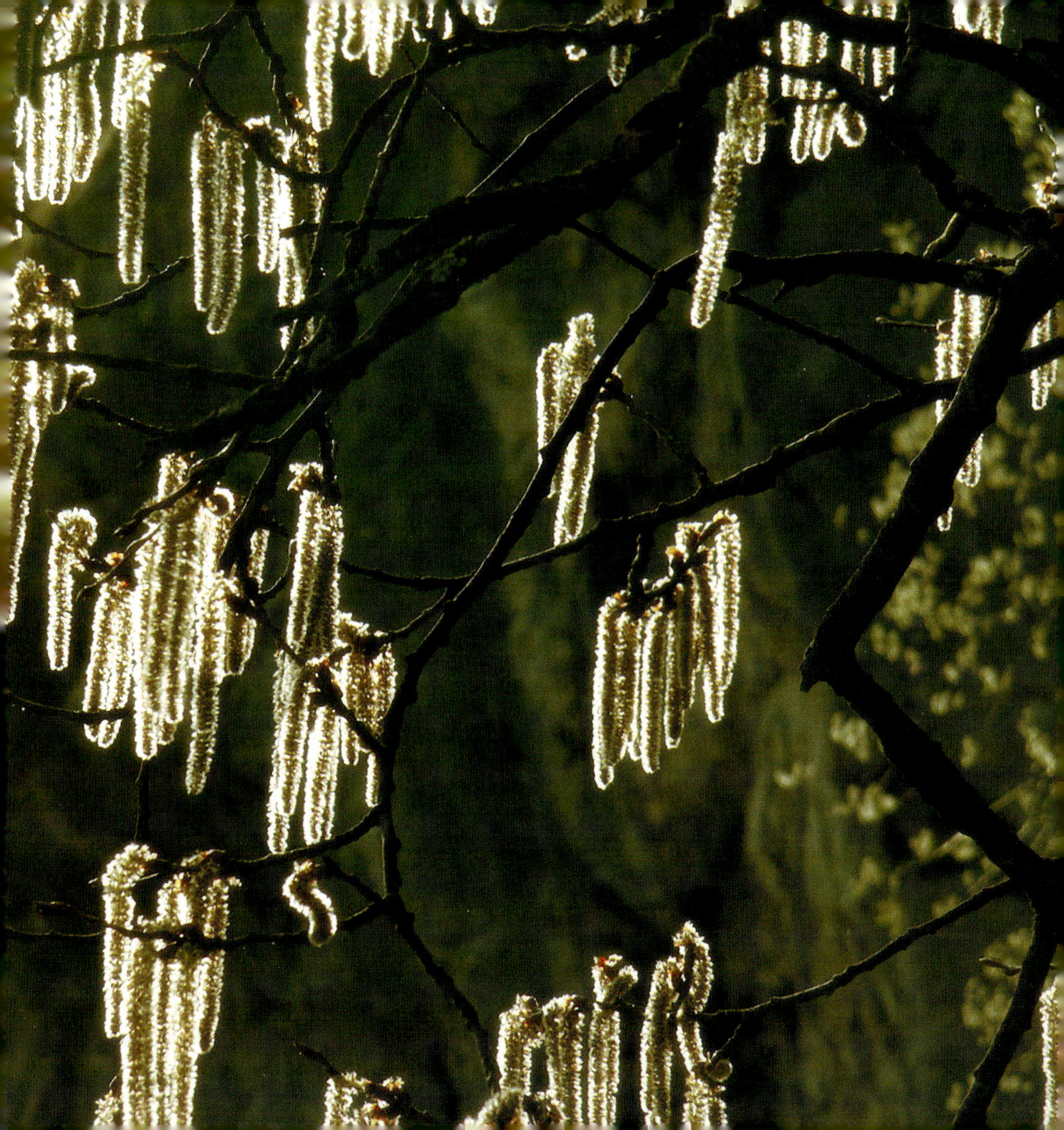

ALLEIN

Noch gestern haben wir
miteinander gesprochen.

Jetzt bist du mir genommen worden.

Du hast mich hier allein gelassen.
Du fehlst mir.

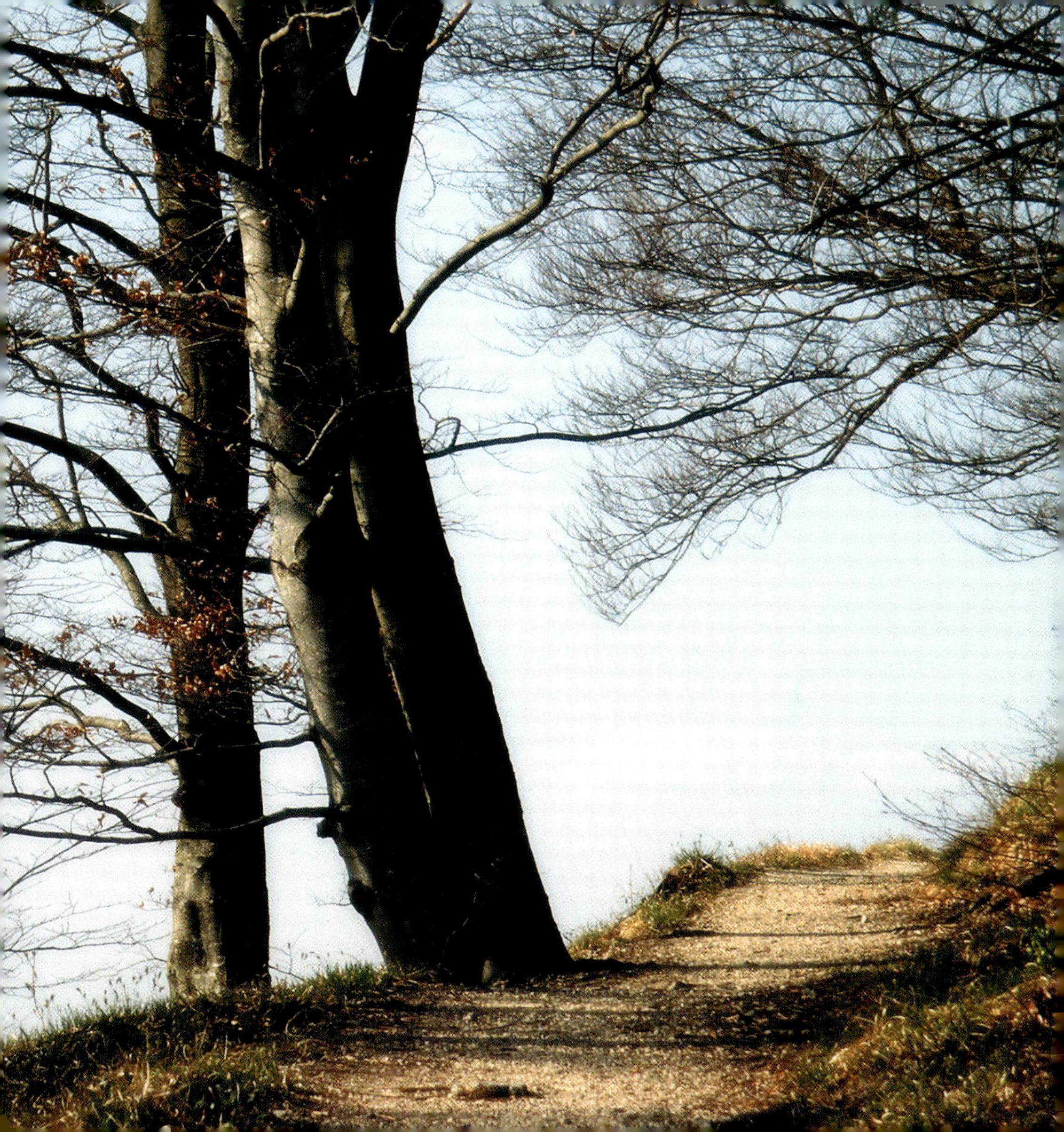

SPUREN

Überall sehe ich dich:
Dein Buch liegt noch da.
Gestern hast du noch
aus diesem Fenster geschaut.

Ich spüre dich.
Deine Gedanken
trage ich im Herzen.

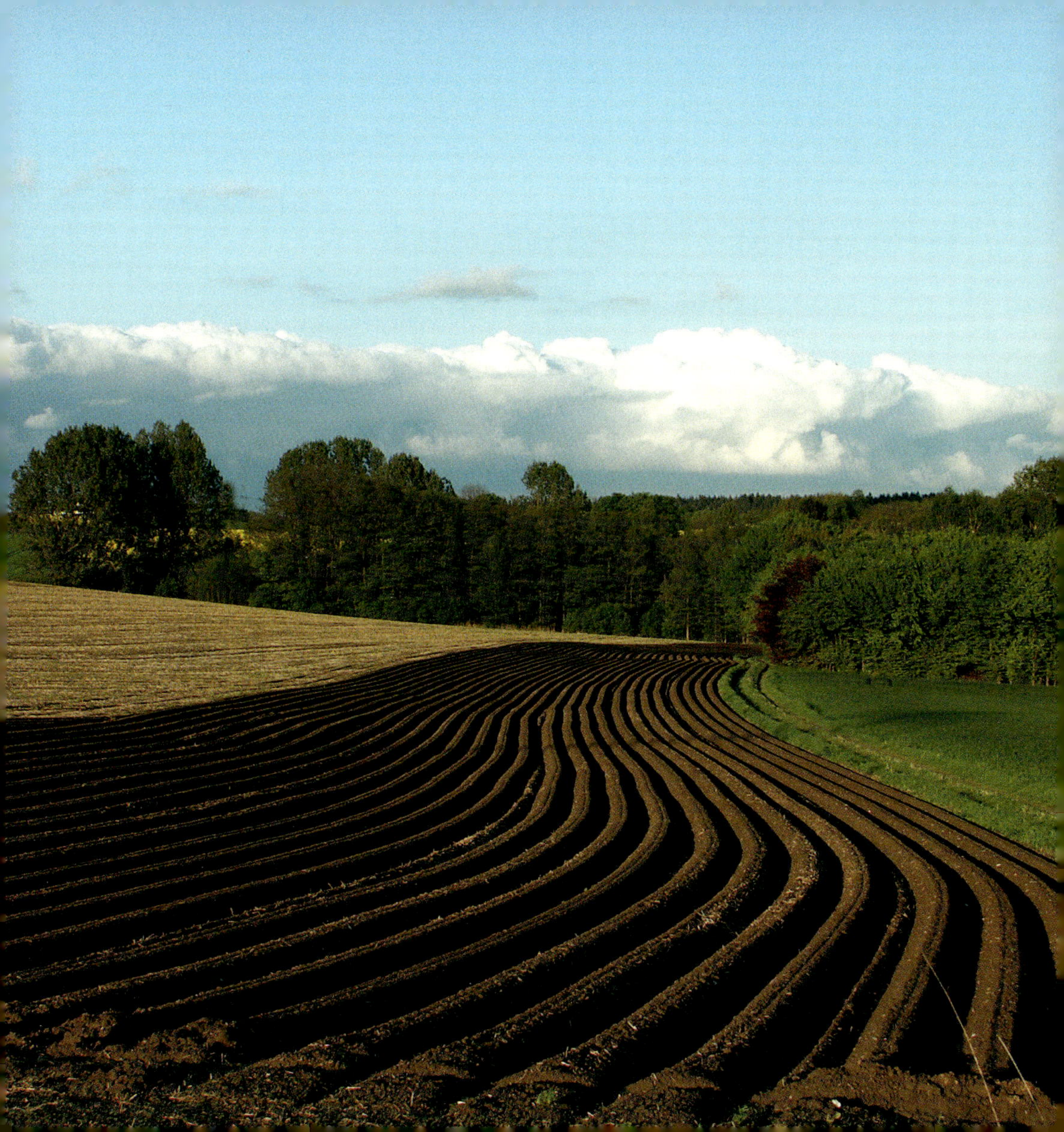

REICHTUM

Du hast mich beschenkt,
Schönes hast du in mir gepflanzt.

Es ist mein Schatz, tief in mir.

Dankbar trage ich weiter,
was du in mir hinterlassen hast.

GEDANKEN

Einsam fühle ich mich
und doch von dir umgeben.

Kennst du meine Gedanken?
Spürst du, was ich fühle?

Oft denke ich,
du weißt nun mehr von mir.

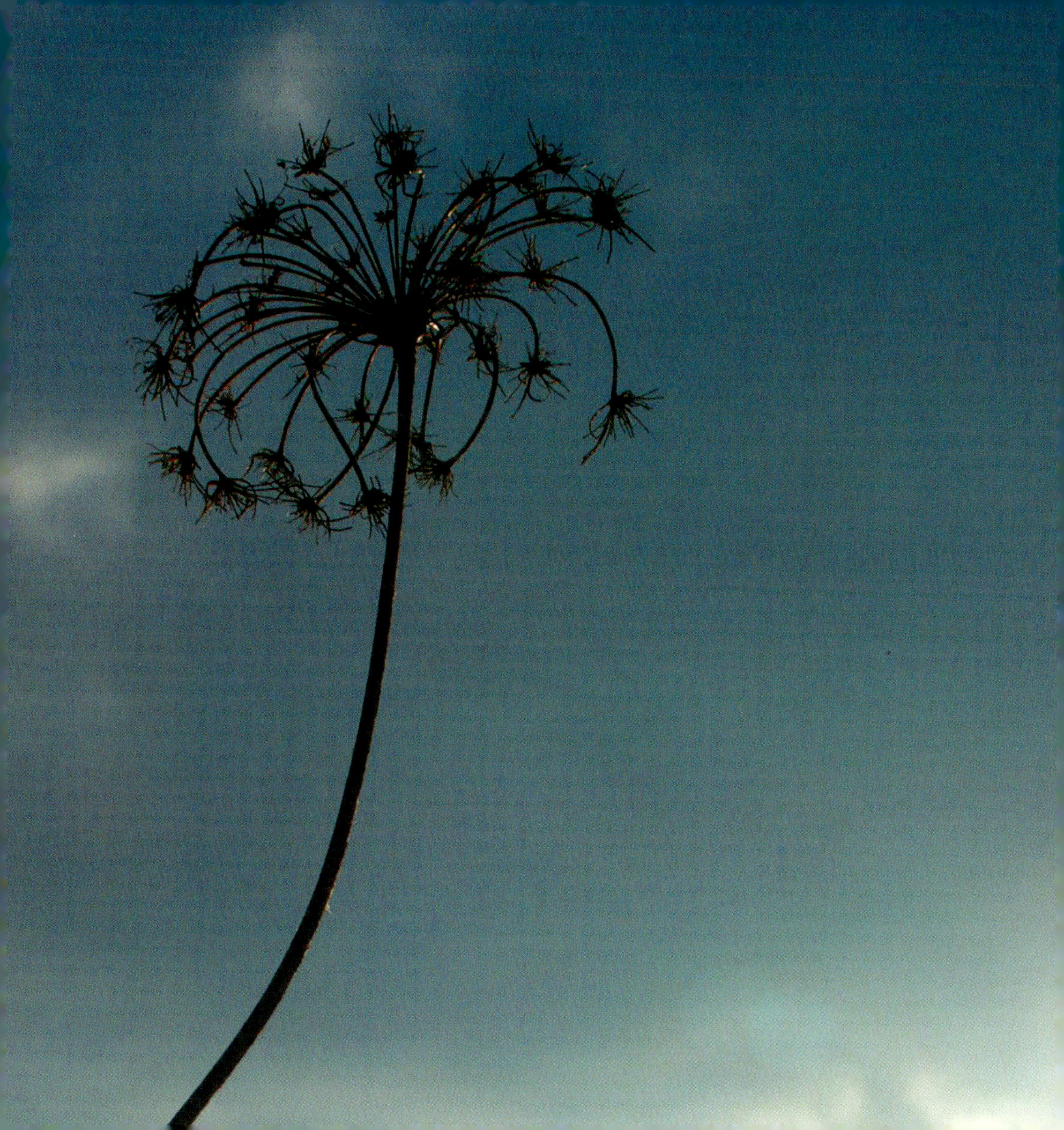

ZEIT

Viel zu wenig schöne Tage
haben wir uns gegönnt.

Wir hatten nie geahnt,
wie begrenzt unsere Zeit war.

Doch die schönen Zeiten
werden ewig in mir leben.

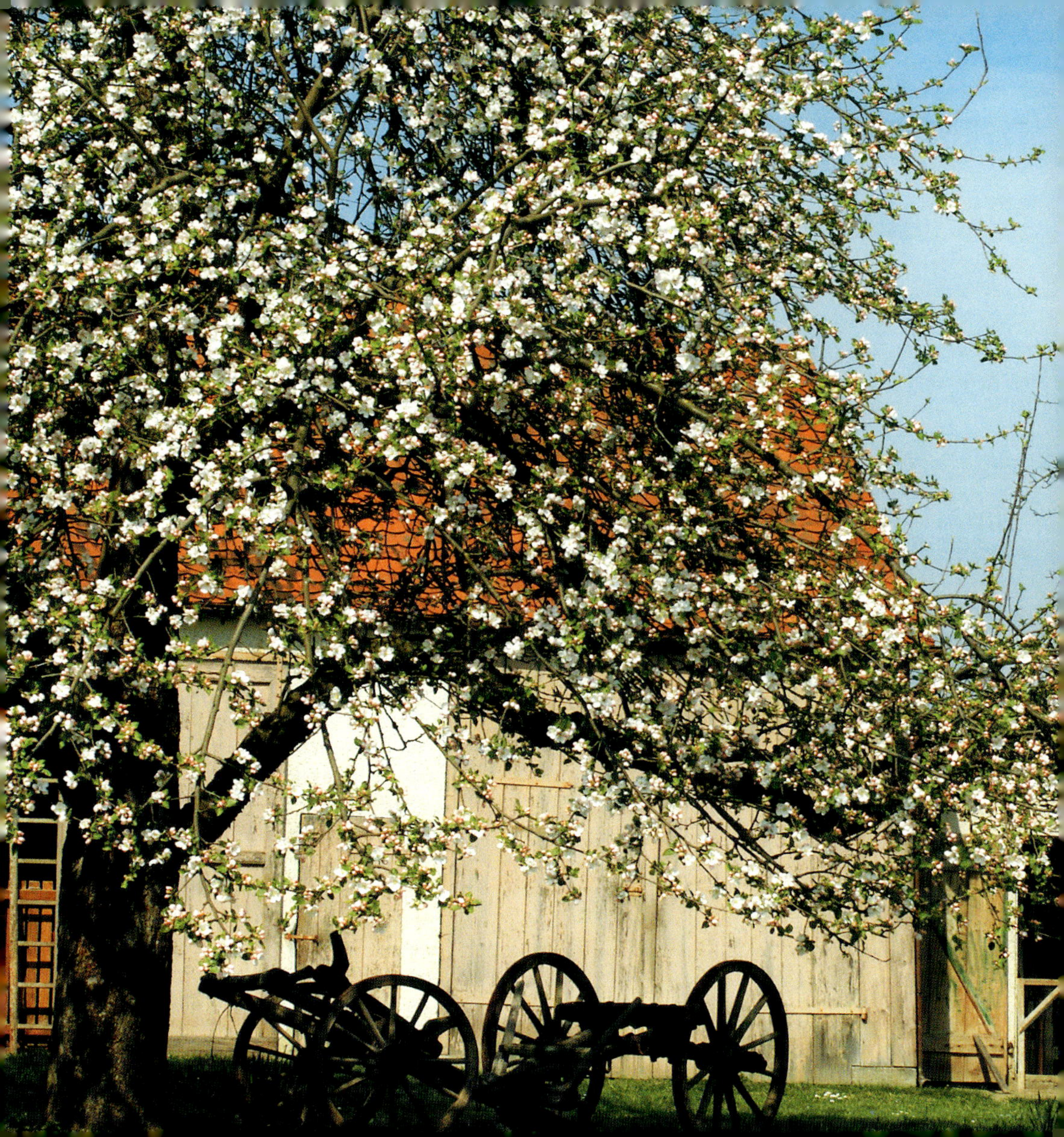

WIEDERSEHEN

Ich werde dich einst wieder sehen,
ich weiß es, ich fühle es.

Du bist mir nur weit vorausgegangen,
plötzlich und unerwartet.

Doch in einer besseren Zeit
werden wir wieder zusammen sein.

Nimm meine Liebe und meine Kraft.
Sie sind mit dir,
auch in deinem neuen Leben.

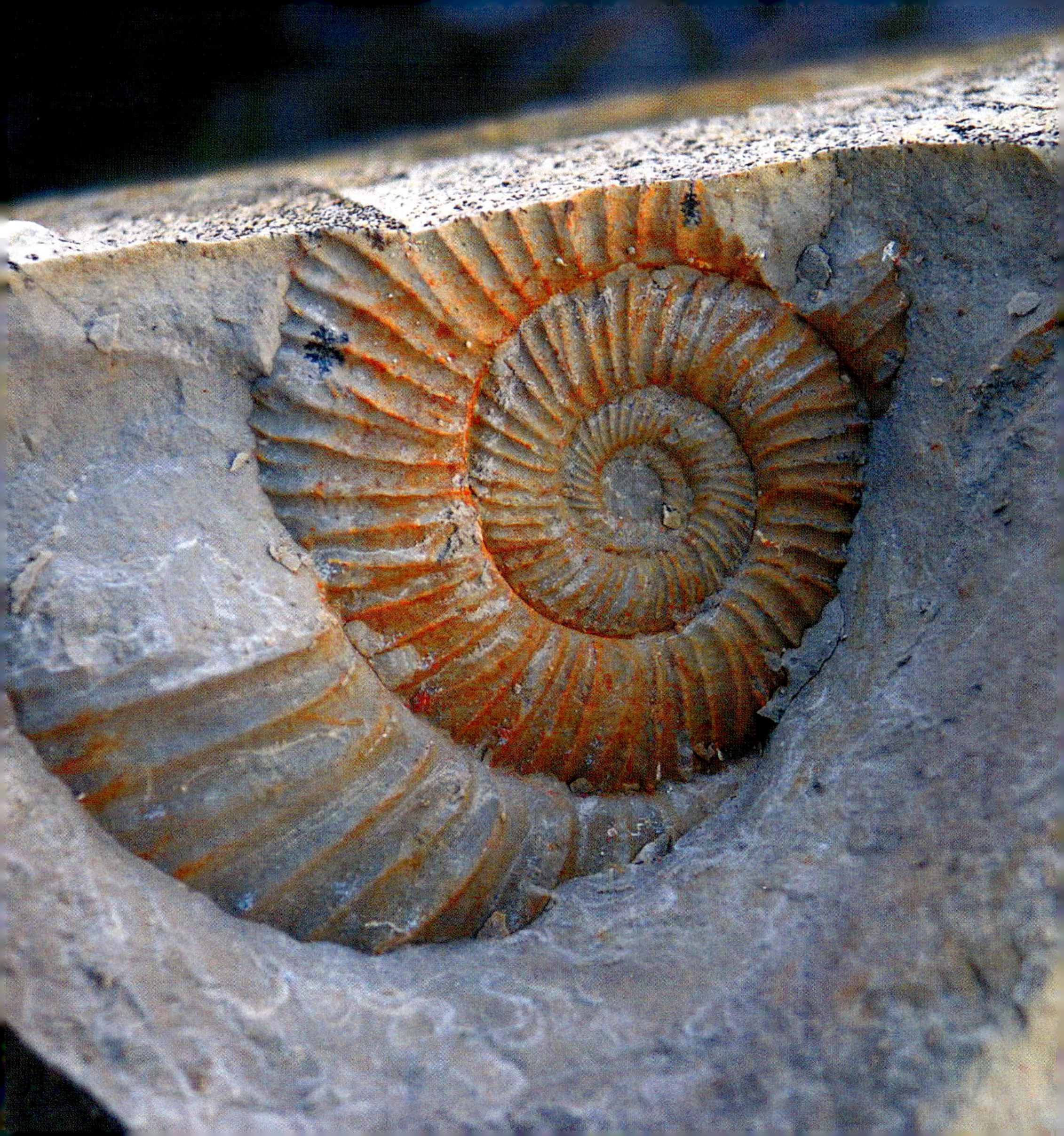

GESTERN

Ich habe dein Lächeln noch vor Augen.
Ich trage es mit mir.

Noch gestern warst du hier,
ich kann es kaum glauben.

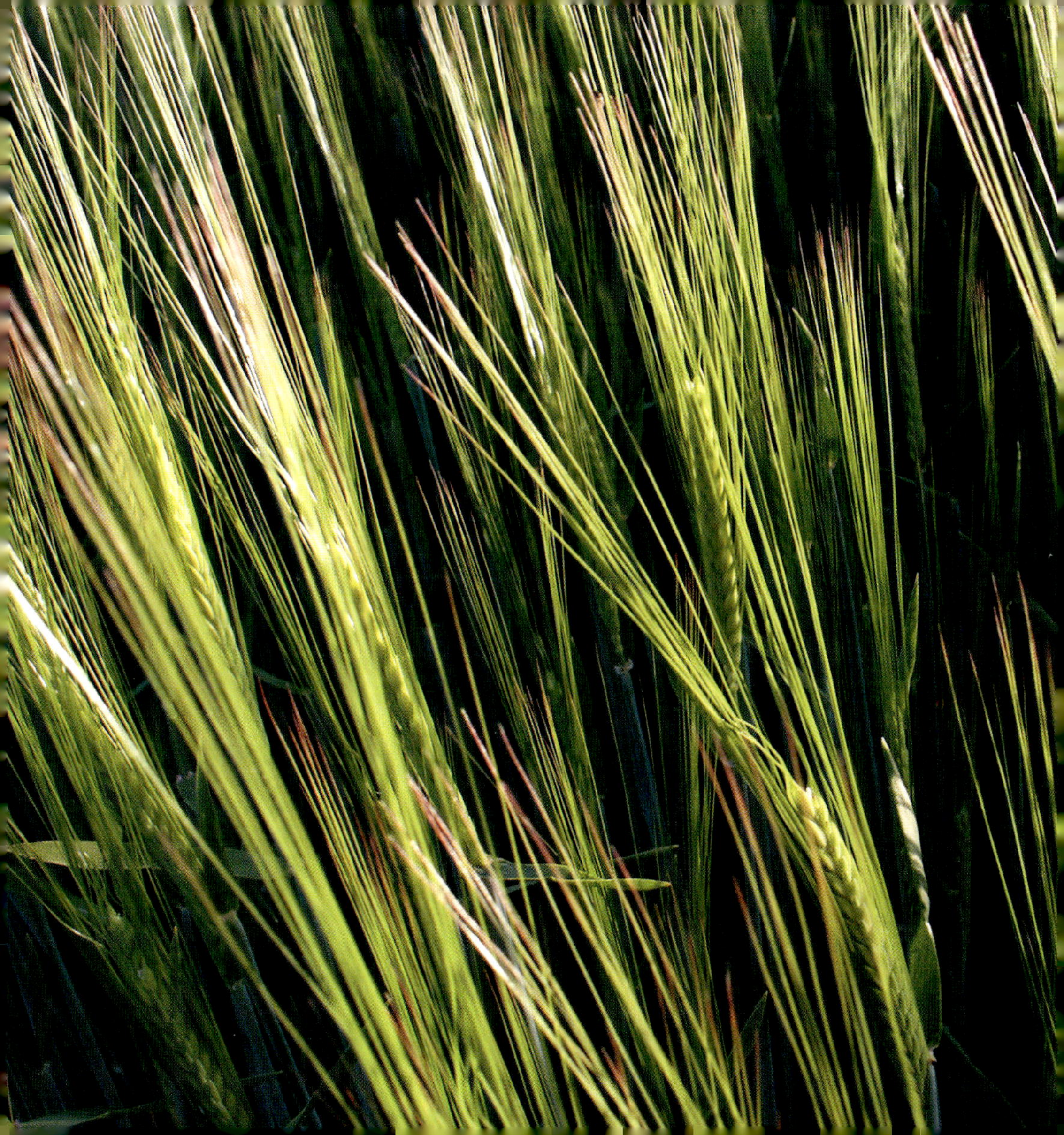

L I C H T

Ich zünde eine Kerze für dich an
und ich trage dein Licht in mir.

Gehe deinen Weg zu Gott.
Ich werde für dich beten.

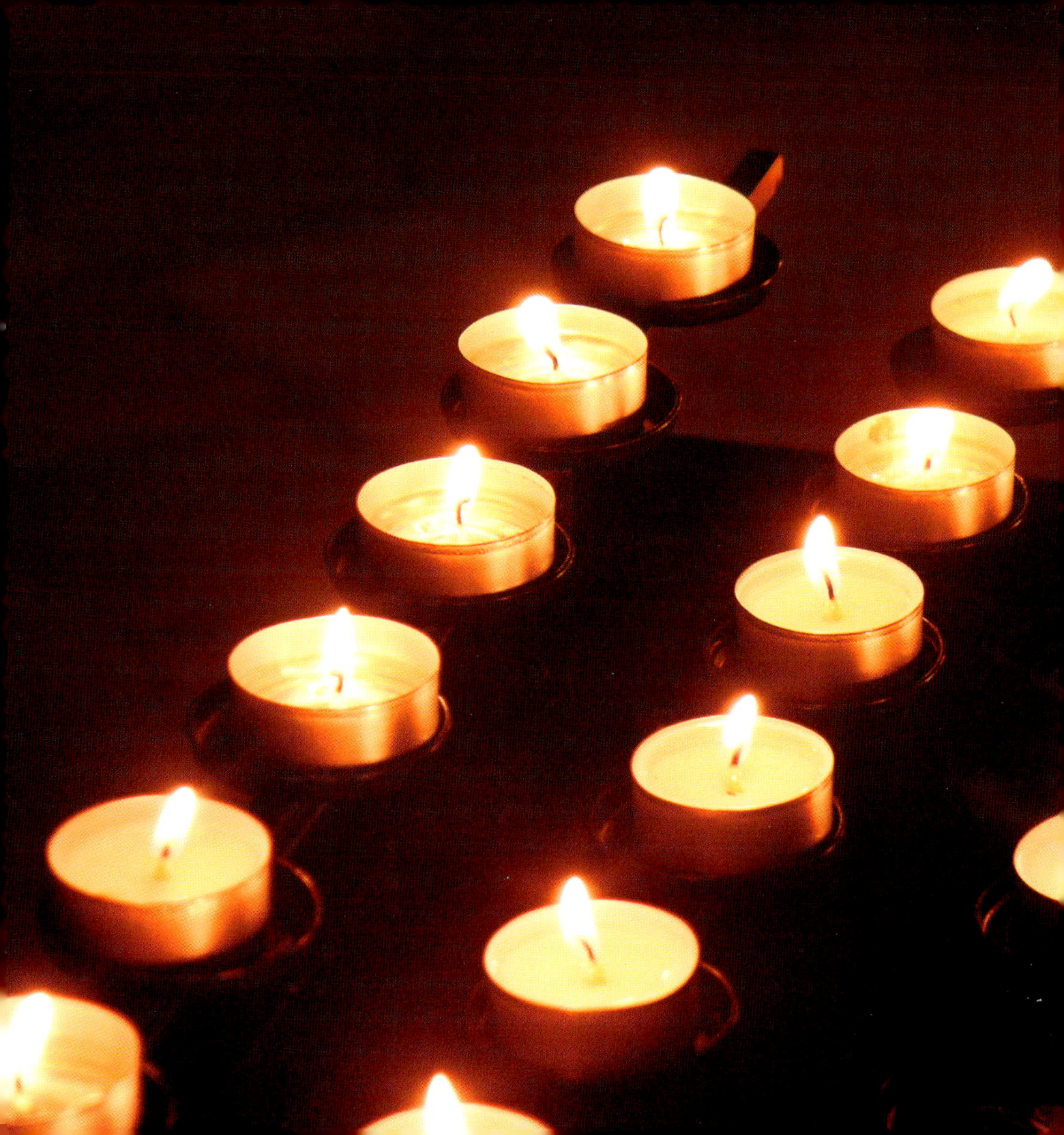

WUNDER

Oft frage ich mich,
wo du nun bist.
Nah und fern zugleich
bist du hier und doch nicht da.

Ein Wunder.

Ich werde es nie verstehen,
bis ich einst wieder bei dir bin.

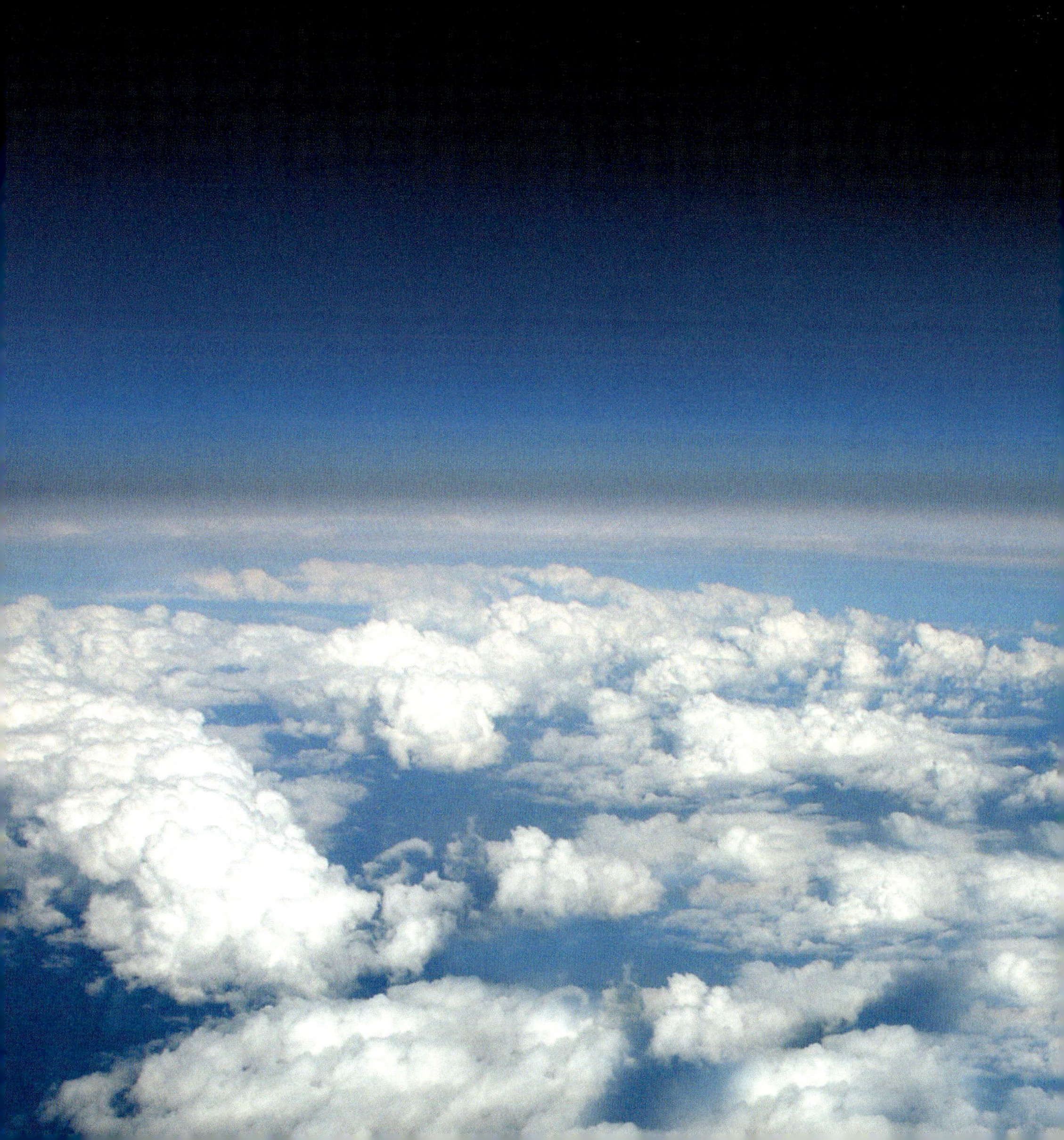

F R A G E N

Ich verstehe vieles erst jetzt
und hätte noch manche Fragen an dich.

Nun bist du schon weiter als ich.

Ich hoffe, dass mein Weg
mir Antworten gibt.

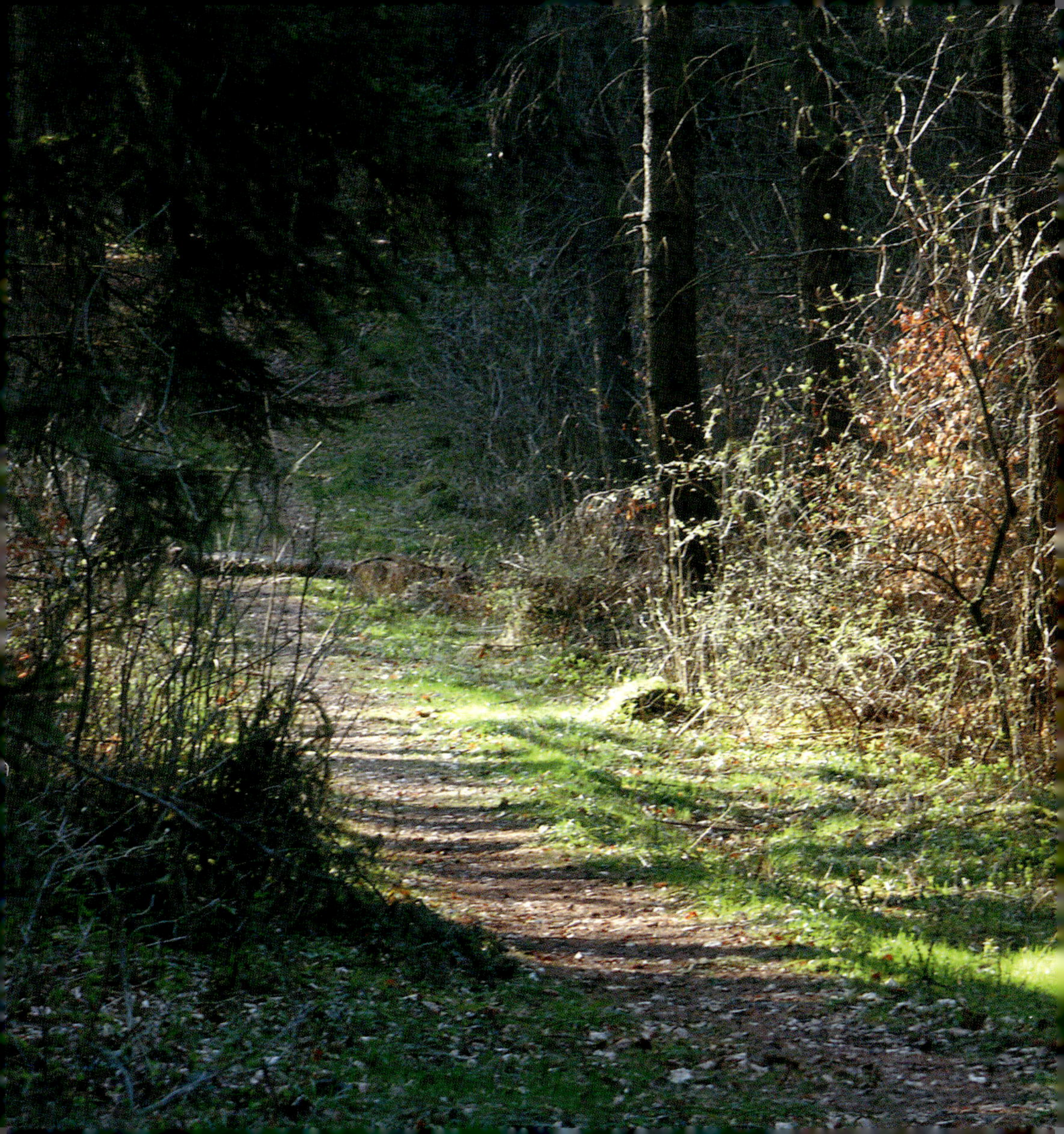

HOFFNUNG

Wir hatten noch viele Pläne.
Zu Stein sind unsere Träume geworden.

Was geschieht nun mit unseren Plänen
und unseren Träumen?

Was wir begonnen haben,
trage ich jetzt für uns beide weiter.

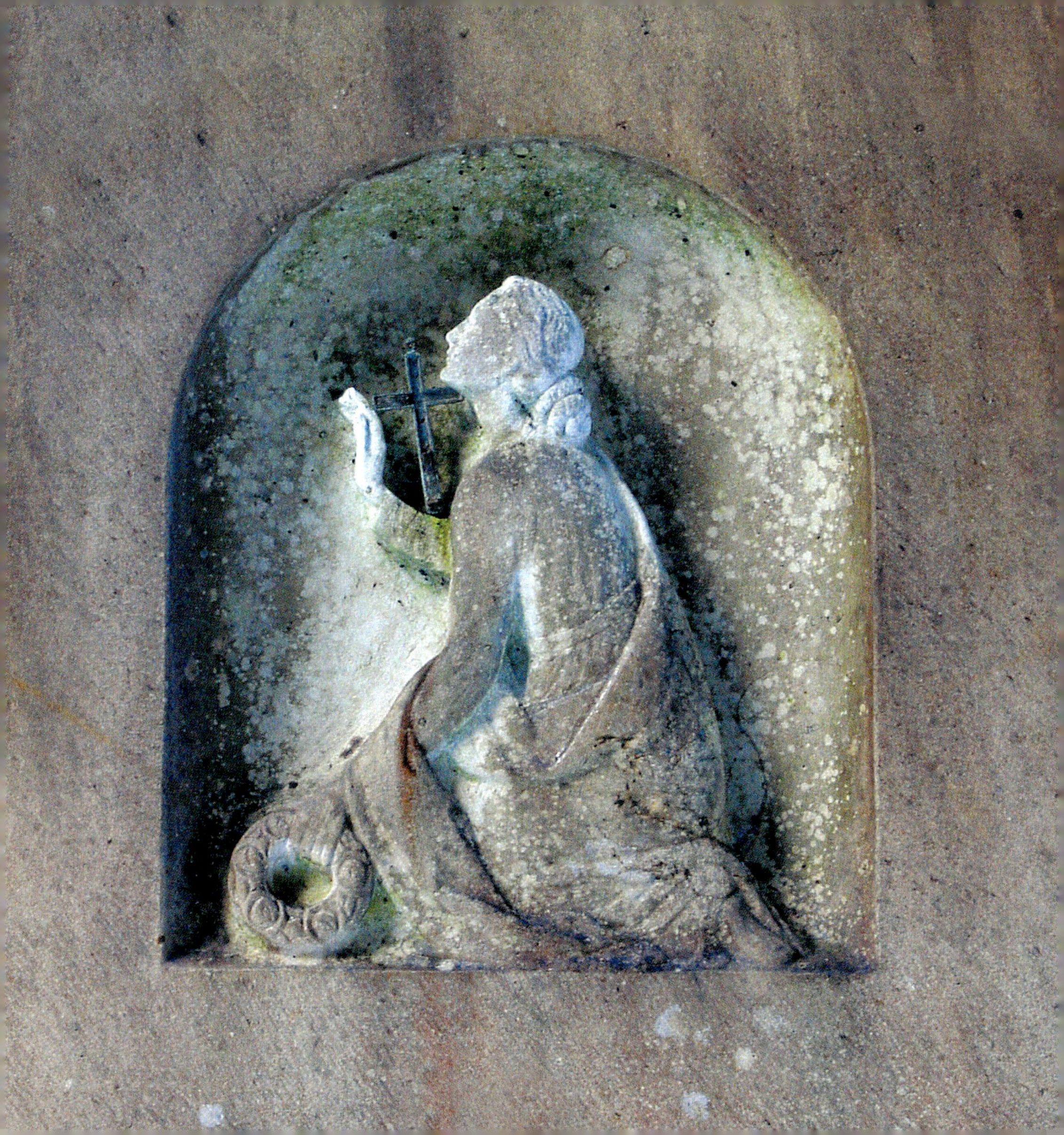

L I E B E

Du bist plötzlich auf der anderen Seite,
von der das Licht her scheint.

Schicke mir einen Sonnenstrahl!
Ich schicke dir meine Liebe.

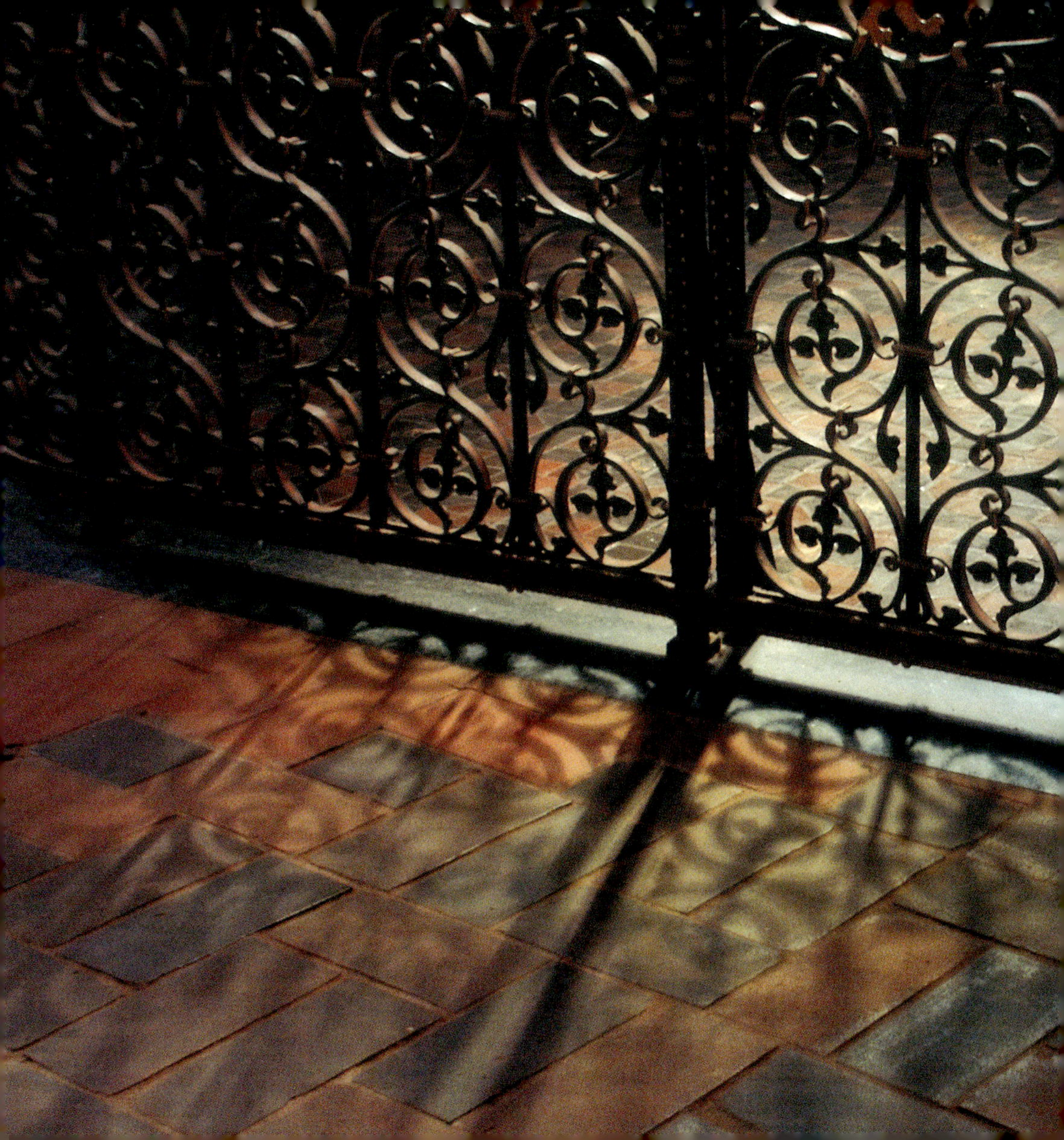

OBEN

Ich habe immer nur auf den Weg
vor mir geschaut.
Viel zu selten blickte ich nach oben.

In Gedanken bin ich stets bei dir.
Ich hoffe, du weißt,
wie wichtig du mir warst und bist.

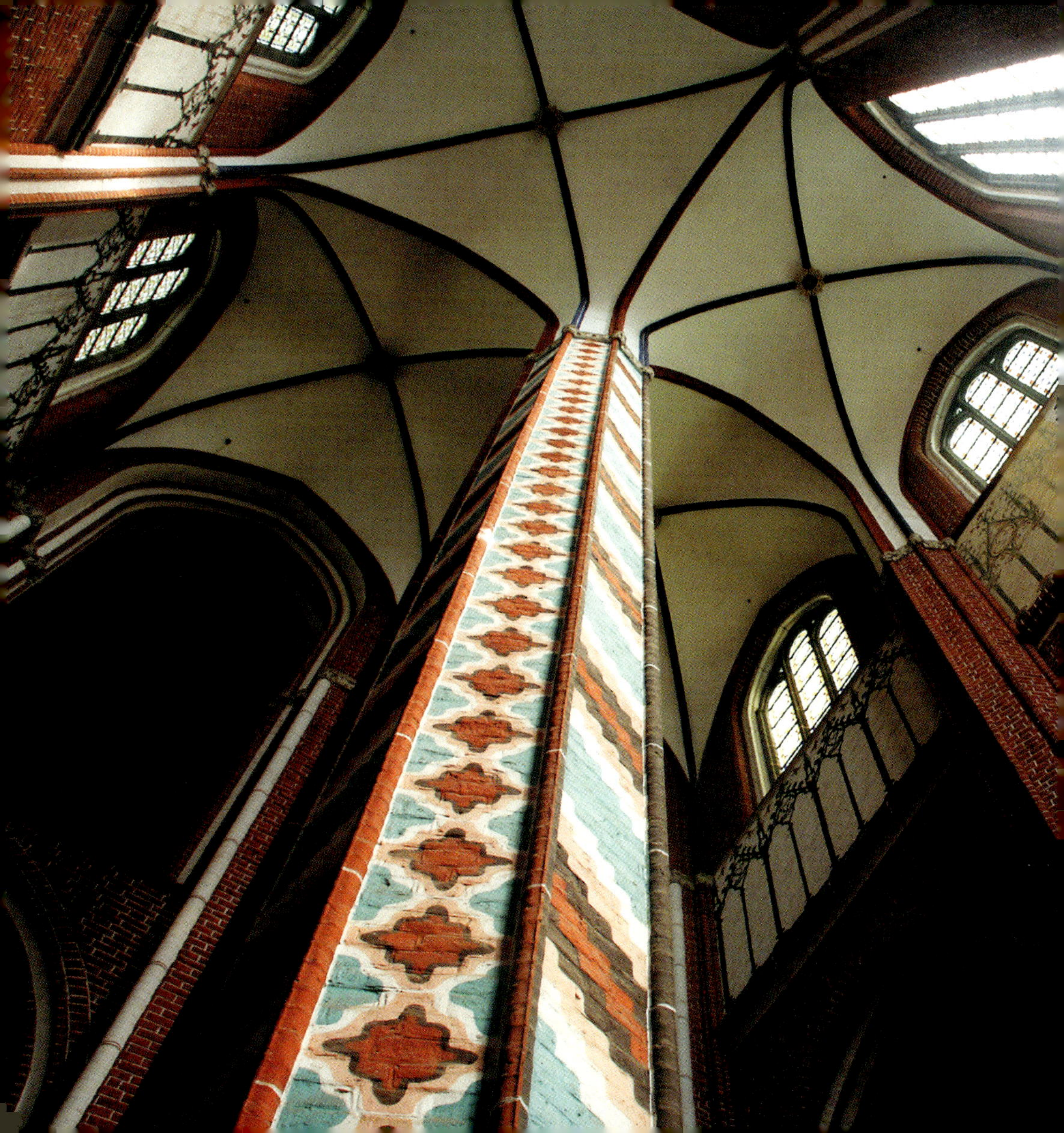

VERSTEHEN

Ich dachte oft, du verstehst mich nicht.
Heute tut es mir Leid.

Jetzt möchte ich dir alles sagen,
aber bekomme keine Antwort von dir.

Und doch fühle ich,
du verstehst mich noch immer.

MOMENTE

Noch stehen deine Schuhe hier,
da hängt deine Jacke.
Hier hielt ich deine Hand,
als sei es eben erst gewesen.

Ob du morgen wiederkommst?

Oft habe ich das Gefühl,
als kämst du morgen wieder.
Noch lange werde ich warten.

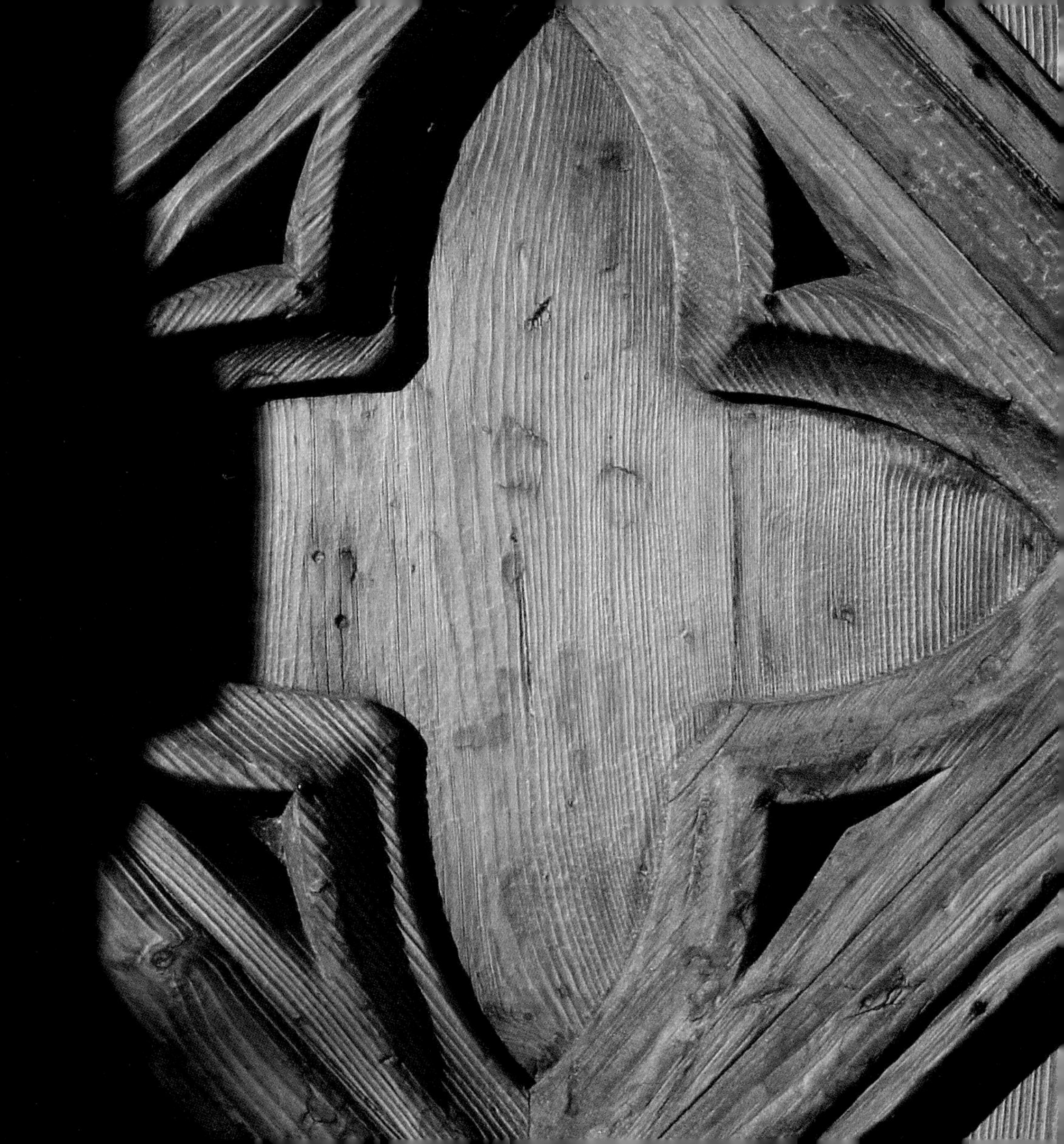

ERINNERUNG

Oft weiß ich nicht, was ich tun soll.
Ich suche nach einer Lösung
und es stellen sich mir nur Fragen.

Du hättest mir geholfen,
du hättest mir einen Weg gezeigt.

Nun muss ich ihn alleine suchen.

Die Erinnerung an dich
hilft mir dabei.

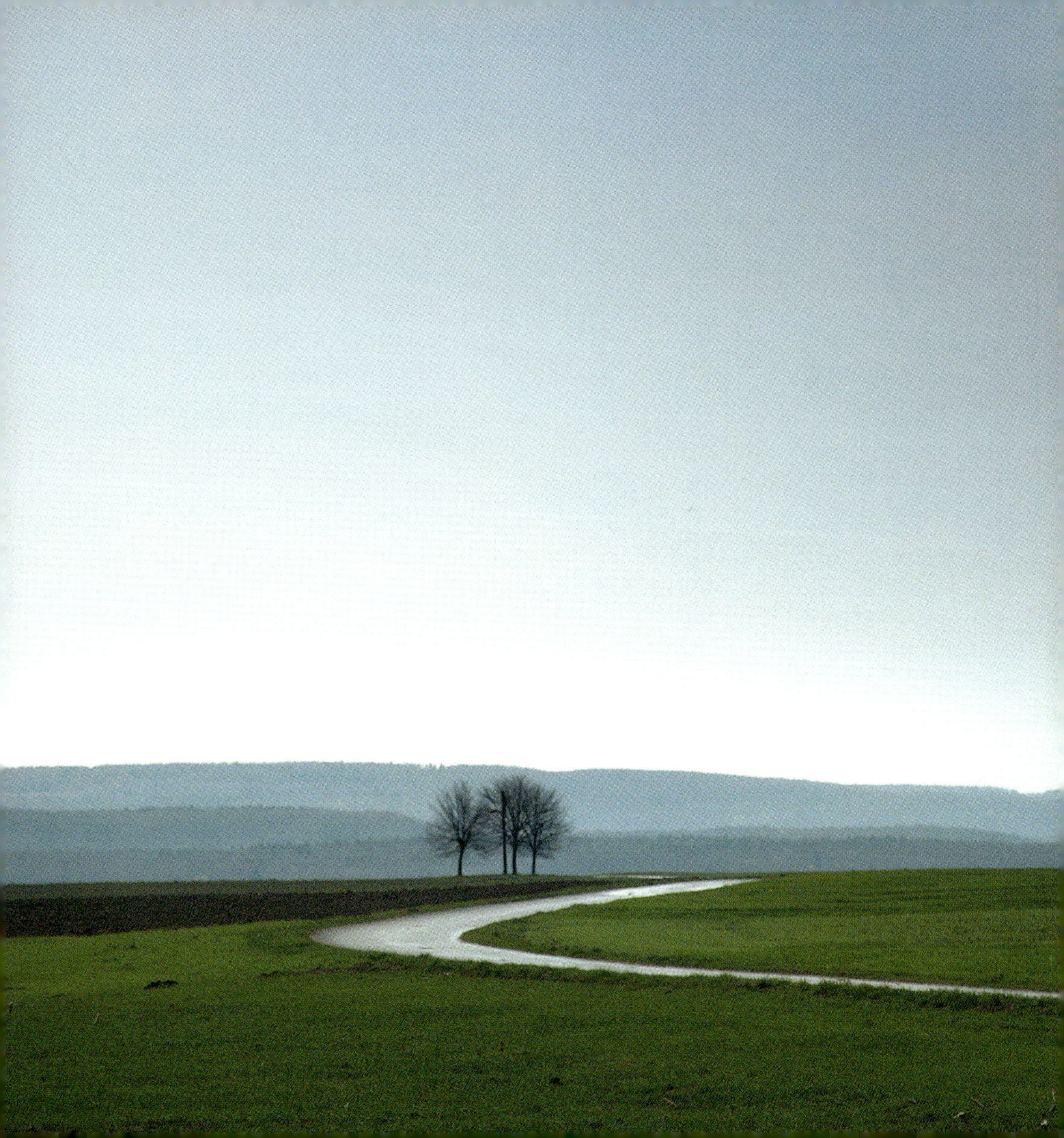

SINN

Ich suche nach dem Sinn
und kann keinen finden.

Nicht ein Wort des Abschieds
war uns gegönnt.

Ich würde viel dafür geben,
dich noch einmal zu sehen
und dich zu umarmen.

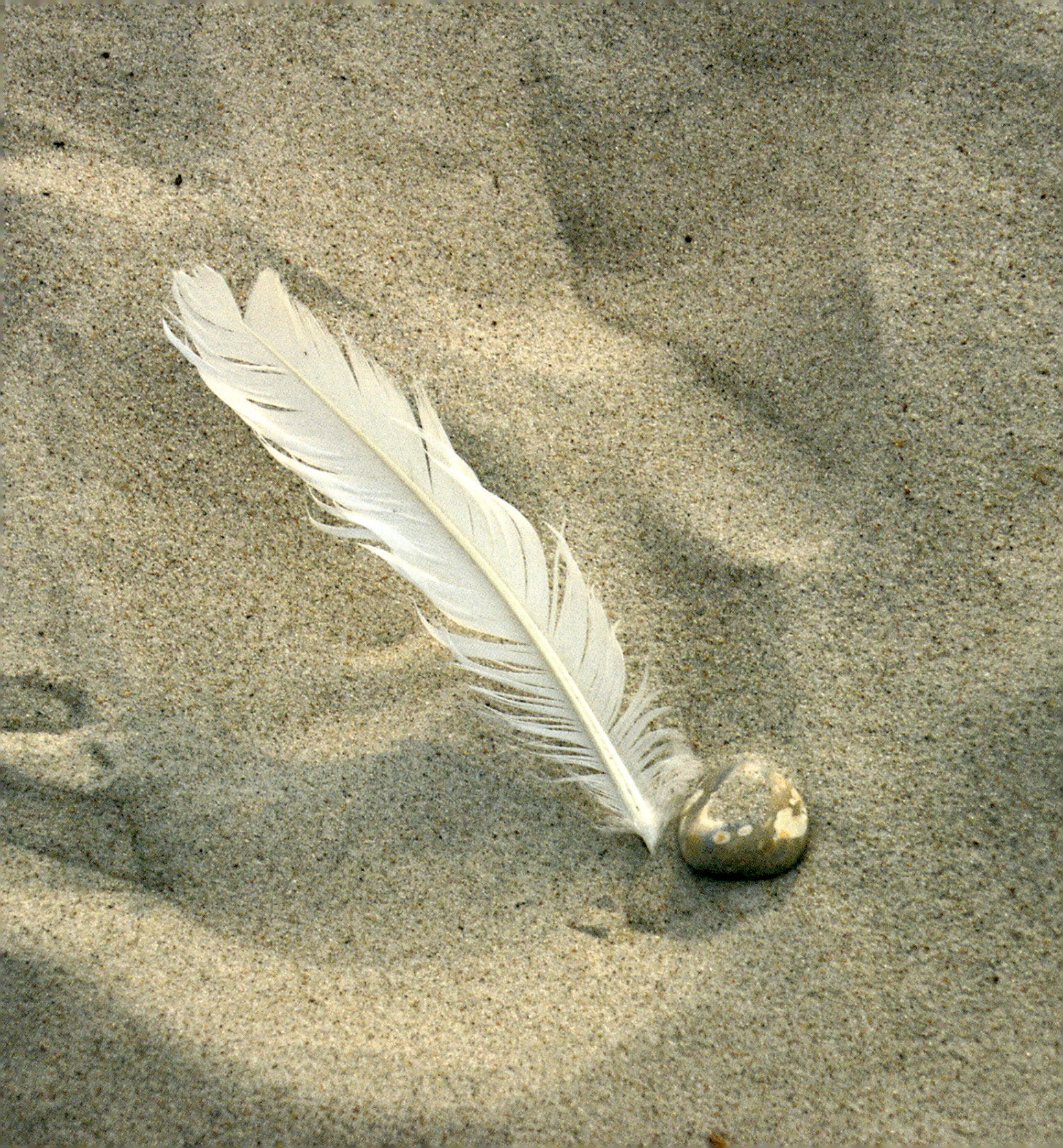

GESCHENK

Ich habe immer noch nicht begriffen,
welch großes Geschenk du für mich warst:
eine Blüte im Frühling,
deren Schönheit
nicht von Vergänglichkeit sprach.

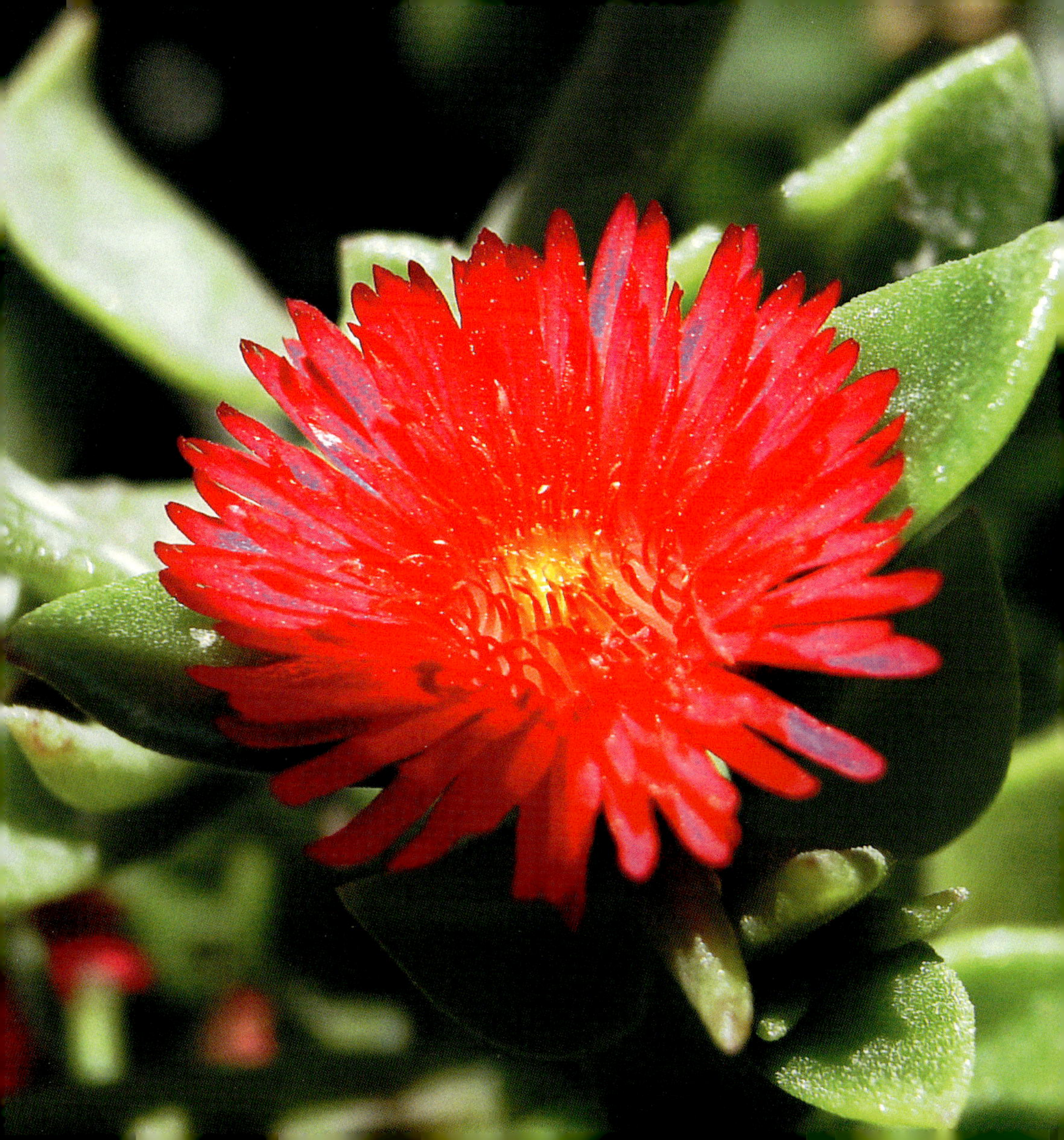

ZUVERSICHT

Wenn einst der letzte Schnee geschmolzen ist,
werden wir uns wieder sehen.

Dein Lachen wird mich erfreuen
und der liebevolle Blick deiner Augen
wird mein Herz weiten.

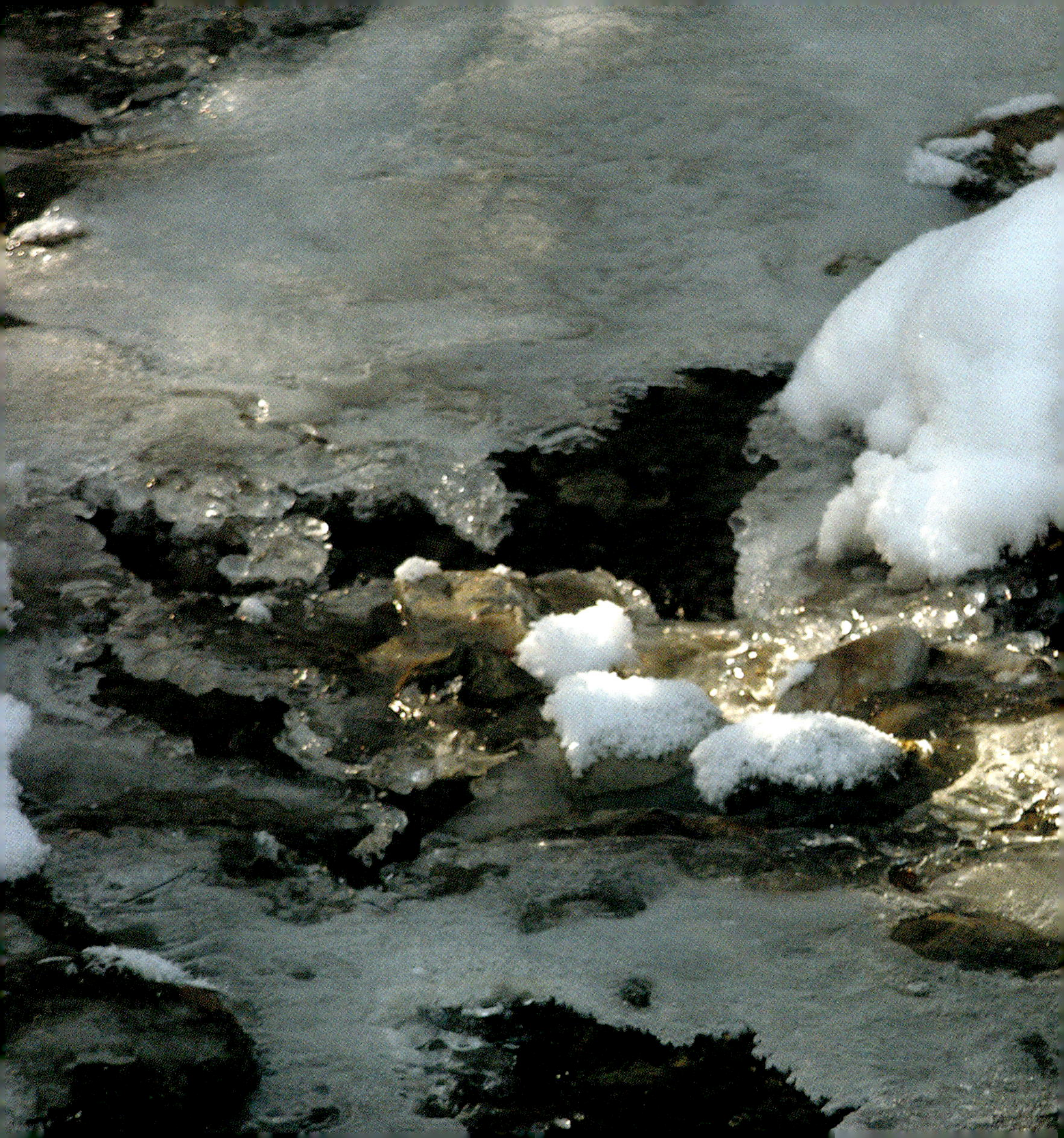

DANK

Ich wollte dir noch etwas sagen ...

Danke für die Zeit mit dir.
Danke für unseren gemeinsamen Weg,
auch jetzt.

Wir werden uns wieder sehen.

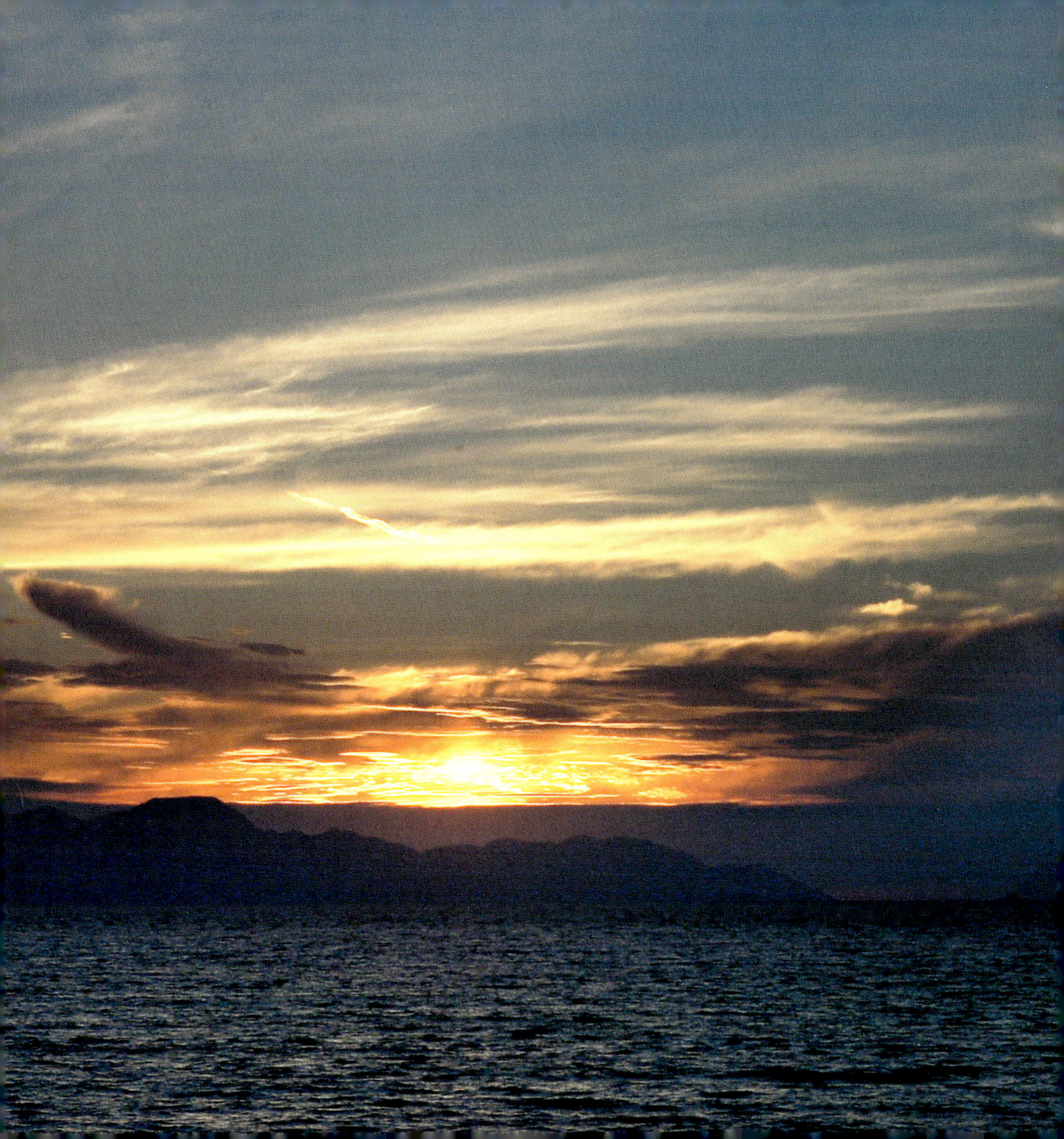

Es ist nicht gestattet, Abbildungen dieses Buches in jeglicher Art zu speichern, zu verändern oder zusammen mit anderen Bildvorlagen zu manipulieren, es sei denn mit schriftlicher Genehmigung des Verlages.

Konzept, Gestaltung und Fotos:
Jonas C. Lindner

Gedruckt mit chlorfrei gebleichtem Papier.
Magdalenen-Verlag C. Kopp OHG, Holzkirchen 2004

www.magdalenen-verlag.de

Konzept, Texte und Bilder: Jonas C. Lindner
Druck: Uhl, Radolfzell

ISBN 3-936317-63-1